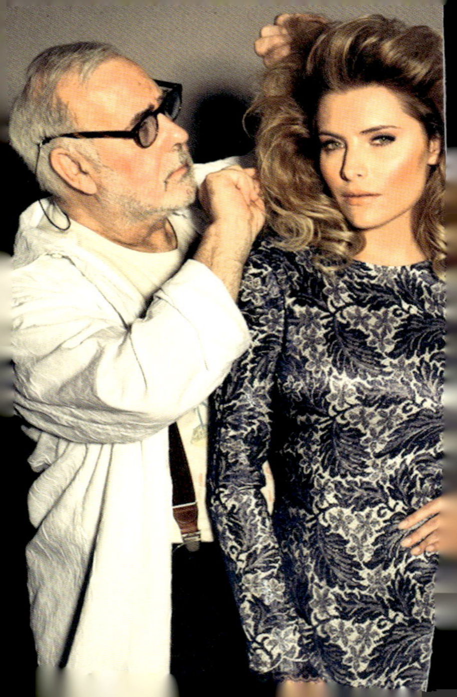

udowalz

mit Andrea Giese

HAIRAFFAIR!

Tipps & Tricks

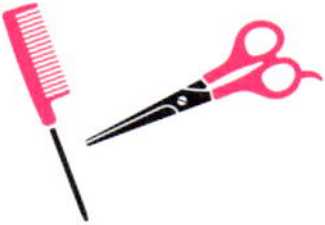

BuchVerlag
für die Frau

INHALT

VORWORT

Mein Name ist Walz. Udo Walz. Und ich sehe mich durchaus auch als eine Art Geheimagent – für Ihr Haar! Wenn Sie zu mir in einen meiner Salons kommen, frisiere ich Sie genauso gerne wie Diven, Stars, It-Girls, Models, Männer oder Prominente. Meine Mitarbeiter und ich geben immer unser Bestes – für jeden Kunden. Egal ob für Charlize Theron, Ursula Karven, Gerhard Schröder, Claudia Schiffer, Simone und Sophia Thomalla, Julianne Moore, Barbara Becker, Julia Roberts … *oder für Sie.*

Udo Walz mit Hollywoodstar und »Desperate Housewive« Eva Longoria im Soho House in Berlin

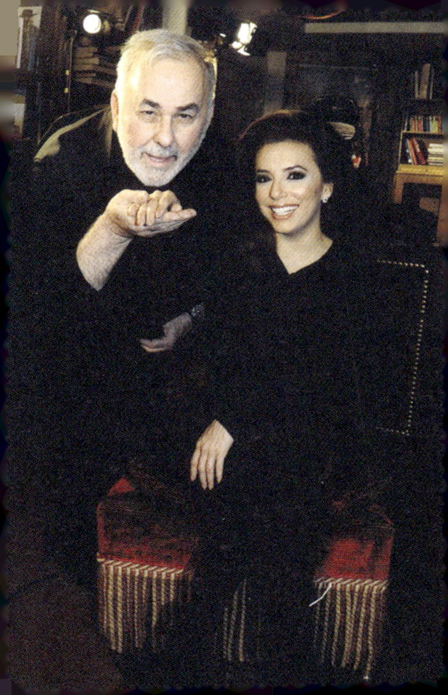

Ich will Ihr Haar so pflegen, dass Sie nicht nur nach dem Friseurbesuch gut aussehen, sondern auch noch danach eine Frisur haben. Und ich verrate Ihnen Tipps & Tricks, was Sie selbst zuhause dafür tun können.

Mein Beruf ist für mich Berufung. Guten Gewissens können Sie mir Ihren Kopf anvertrauen, denn ich will Ihre Schönheit zum Ausdruck bringen. Dass exzellentes Handwerk dafür Voraussetzung ist, versteht sich von selbst.
Ich beschäftige mich aber immer nicht nur mit Ihrem Haar, sondern auch mit Ihnen als Mensch. Mich interessieren also nicht nur die Qualität und Struktur Ihres Haares, sondern auch Ihre Persönlichkeit und Ihr Charme. Das muss für mich immer zusammenpassen. Und

so beginnen wir zum Termin eine *HAIR AFFAIR!* Was Sie mir dabei *top secret* erzählen, bleibt bei einem *Haaragenten* natürlich ein Geheimnis. Und ich habe schon viele meiner prominenten und nichtprominenten Kundinnen und Kunden in der ein oder anderen »haarigen« Lebenslage beraten.

Mein Freund Wolfgang Joop sagte mal über mich: »Udo ist ein optischer Fels in der Brandung modischer Trends.« Ist das mein Erfolgsgeheimnis? Ich weiß es nicht. Aber klassische Frisuren bewähren sich immer, um Ihren Typ und Ihre Haare ganz groß rauszubringen. Ergänzend können Sie ja in der Modedesigner-Boutique plündern und so – trendy angezogen und top frisiert – mit den Stars um die Wette schillern.

Auf jeden Fall möchte ich, dass Sie sich von mir gut beraten, top gepflegt und rundherum wohl fühlen. Und dass Sie mithilfe dieses Büchleins die Grundsätze der Haarpflege lernen und anwenden können: vom Föhnen über den richtigen Einsatz von Pflegemitteln bis hin zum Volumen.
Das Schneiden überlassen Sie aber am besten nur uns Figaros! Denn jede Haarpracht – egal ob lang, kurz, dünn, dick, blond, schwarz, rot oder brünett – ist ein Juwel, das mit geübten Händen und dem richtigen Schnitt zum Strahlen gebracht werden will.

In diesem Sinne,
Ihr

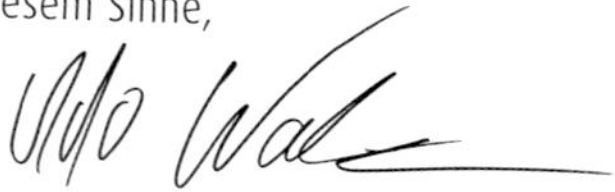

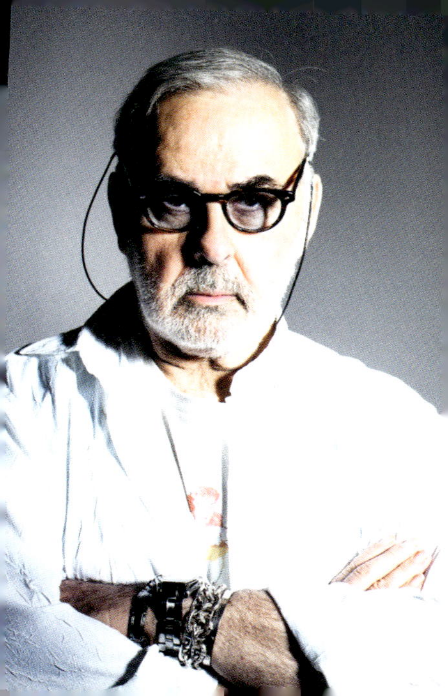

»DOS«: KNOW-HOW DER HAARPFLEGE

»Der Preis des Erfolges ist Hingabe, harte Arbeit und unablässiger Einsatz für das, was man erreichen will.«

Frank Lloyd Wright, Architekt

Es gibt Dinge zwischen Kopfhaut und Haarspitzen, die Ihr Friseur sicher besser kennt. Darum sollten Sie unbedingt auf ihn hören! Wie bei der täglichen Hautpflege gibt es aber auch bei der Haarpflege **einige Basics**, die Sie selbst berücksichtigen können:

- Die Haare vor dem Waschen gründlich ausbürsten.

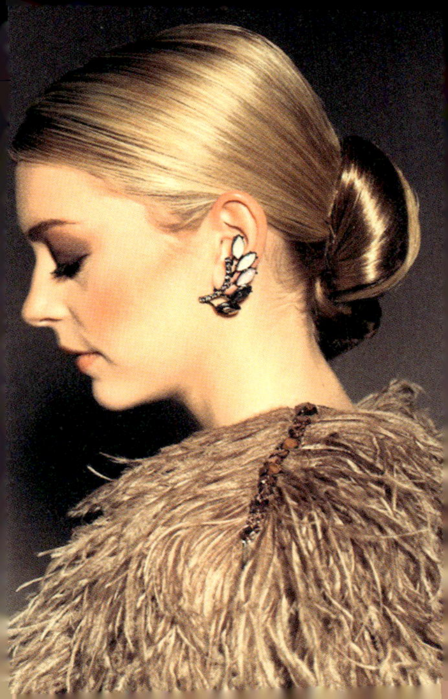

- Keine Überdosis Shampoo verwenden. Kleine Menge in der Handfläche verteilen, leicht verreiben, bis es etwas schäumt.
- Niemals die nassen Haare wild rubbeln, mit einem schmalen Kamm durchkämmen oder zu heiß föhnen. Die Haare könnten dabei brechen, der Haarschaft wird aufgeraut oder verletzt – und die Frisur sitzt nicht mehr.

Wenn Sie das alles beachten, verrate ich Ihnen exklusiv einige Tricks, um das Haar zu verschönern:

Kopfmassage für Volumen

Keine Zeit zum Haarewaschen, aber die Pracht ist total verdrückt? Kopf vornüber beugen, die Kopfhaut mit dem Finger sanft vom Hinterkopf bis zur Stirn massieren und zurück. Eventuell unten in die Ansätze etwas Haarspray geben. Sie werden merken: Sofort bekommen die Haare wieder Fülle, die Frisur Volumen. Hübscher Nebeneffekt: Die Haare sehen locker, fast wie gewaschen aus.

Haare ausspülen nach dem Schwimmen

Nach dem Schwimmbad oder dem Bad im Meer immer die Haare gründlich ausspülen. Chlor und Salz schädigen die Haare und trocknen sie aus. Und: Salz wirkt wie ein Brennglas!

Creme gegen fliegende Haare

Manchmal stehen die Haare einfach ab, sind wie elektrisch aufgeladen. Eine gute Portion Frisiercreme in die Handflächen und damit leicht übers Haar streichen. Fertig!

Spray für Hochfrisuren

Frisch gewaschene, lange Haare lassen sich kaum zu einer Hochsteckfrisur zaubern. Reichlich Haarspray an den Ansatz und auf die Längen sprühen. Das Haar wird griffig, rutscht nicht mehr – die Haarnadeln sitzen!

Fülle am Hinterkopf

Geheimtipp für alle Hut- und Mützenträgerinnen: Eine breite Strähne am Hinterkopf toupieren, Haarspray draufgeben, jetzt die Mütze aufsetzen. Nach Hutabnahme hat der Kopf dann Volumen!

Sophia Thomalla mit
zeitlos-schöner Steckfrisur

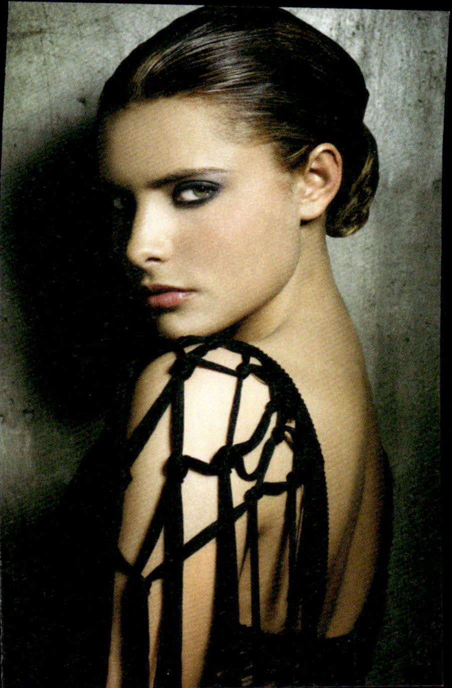

Drei Bürsten zum Föhnen

So tun es Profis – es spart Zeit, Nerven und schont die Oberarmmuskeln. Eine Strähne auf die Rundbürste aufwickeln, mit dem Föhn anpusten, Bürste drin lassen, nächste Strähne aufwickeln, anpusten, Bürste drin lassen – und noch einmal. Jetzt die erste Bürste herausnehmen, dann die zweite usw. Das gibt den Haaren richtig Stand!

Nasse Haare schonend auskämmen

Nasse Haare sind extrem schutzlos und superempfindlich. Niemals mit einer Bürste oder einem schmalen Kamm mit engstehenden Zinken und Borsten auskämmen. Die Haare werden so überdehnt und aufgeraut. Besser Skelettbürste und breiten Kamm benutzen und schonend entwirren!

Formwelle und Farbe

In Kombination oder kurz hintereinander ist beides purer Stress für Ihre Haare. Zwischen zwei Behandlungen mindestens drei Wochen warten. Und in dieser Zeit die Haare mit Intensivpflege verwöhnen, so dass sie schön glänzend bleiben!

Nicht mit warmen Haaren ausgehen

Warten Sie lieber zwanzig Minuten, bevor Sie mit frisch geföhnten Haaren aus dem Haus gehen oder die Mütze aufsetzen. Erst nach dieser Zeit ist die Frisur ausgekühlt und hält länger. Das gilt auch fürs Föhnen beim Coiffeur!

Neue Farbe testen

Immer mehr Menschen reagieren allergisch. Also auch beim Friseur einen Tag vor dem Termin die Farbe in der Armbeuge testen, Einwirkzeit berücksichtigen, dann abspülen. Kommt in den nächsten 24 Stunden keine Reaktion – dann vertragen Sie augenscheinlich die Farbe!

Weniger Festiger ist mehr

Ein mandarinengroßer Klecks Schaumfestiger reicht für halblanges Haar völlig aus. Sonst wird das Haar stumpf, pappig und lässt sich schlecht frisieren. Also: Mehr bringt nicht mehr Stand und Fülle, sondern nur weniger »Glanz und Gloria«!

Haare immer nachschneiden

Bitte nicht die Haare auf Länge »züchten«. Auch wenn Sie eine längere Haarpracht wollen bzw. gerade dann: Haarspitzen immer zwischendurch schneiden, damit das Haar wieder fällt. Durch den

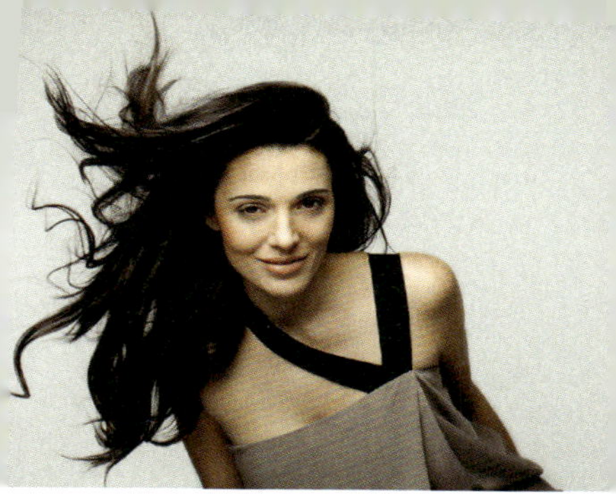

Mehr Fülle durch richtiges Nachschneiden

Spitzenschnitt wird jedes Haar wieder fülliger. Im Normalfall wächst Ihr Haar im Monat etwa ein bis zwei Zentimeter. Also alle drei Monate Spitzen ab, so wird's auch eine lange, aber vor allem gesunde Mähne!

Pony

Jede Frau kann Pony tragen und möchte sich mal verändern, ohne viel Haarlänge zu lassen. Dann kann sie wie Michelle Obama mit Pony einen Trend setzen. Pony steht ausnahmslos jeder Frau, egal welches Alter, welche Gesichtsform oder Haarfarbe. Und er kann auch dezent ein paar Stirnfalten wegmogeln. Es gibt nur eine Regel zu beachten: Bei Frauen mit kürzerer Stirn sollte der Pony weiter hinten anfangen.

Haarlänge

Je reicher die Lebenserfahrung, desto kürzer die Haare bitte! Ab Vierzig die Haare langsam kürzer werden lassen oder öfter Hochsteckfrisuren tragen!

Haarausfall

Bei Haarausfall und möglichen auffälligen Nebenerscheinungen, die Sie sich oder auch der Friseur Ihres Vertrauen beim besten Willen nicht erklären können, fragen Sie bitte Ihren Arzt.

Und last but not least

Nervös? – Hände weg vom Haarezwirbeln. Das ist mindestens so schlecht wie Nägelkauen und Sie ziehen sich dabei ungewollt viele Haare aus, verletzen die Haarstruktur und spreizen durch das Zwirbeln Haarschüppchen ab. Die Haare werden porös – es droht Haarbruch!

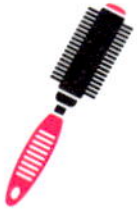

HAARBAD

»Wie balsamisch duftet
das Haar der Frauen!«

Gustave Flaubert, Schriftsteller

Traum aller Frauen: die dicke glänzende Mähne. Trauen Sie sich ruhig in »meinen wunderbaren Waschsalon«, wenn Sie aus der Palette der tausend Shampoos oder Conditioner nicht mehr wissen, was Sie aussuchen sollen, oder Ihr Haar nicht mehr in den Griff bekommen. Entweder haben Sie Ihr Haar im wahrsten Sinne des Wortes »zu Tode gepflegt« oder falsch behandelt. Denn vor allem durch zu viel Pflege wird das Haar schlaff, oft nach dem Dauergebrauch von

Sophia Thomalla mit klassischer Frisur

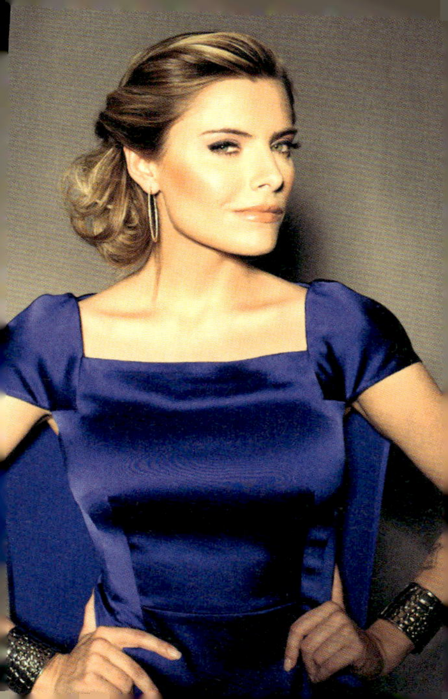

2-in-1-Shampoos und der ständigen Nutzung von Conditionern oder falschen Pflegekuren. Diese Produkte beinhalten Silikone, die sich mit der Zeit wie ein Film auf den Haaren ablagern. Retter in der Not: Shampoo für normales oder schuppiges Haar. Wenn damit kein Ergebnis erzielt wird, setzen wir auf ein Haar-Peeling.

TIPP: Haar-Peeling

Beim Haar-Peeling werden wie bei einem Körper-Peeling die Haare gründlich von Pflegeresten befreit. Das ist vor allem gut vor chemischen Behandlungen wie Formwellen oder Färben, denn Silikonreste der Pflegeprodukte können die Farb- oder Wellwirkung negativ beeinflussen.

SHAMPOO

Glauben Sie mir, so viele Problemhaare wie Spezialshampoos auf dem Markt sind, kann es gar nicht geben ... Deshalb rate ich, das geeignete Shampoo sehr sorgfältig nach einer Haaranalyse auszusuchen.

Extrem feines Haar pflegt man am besten mit Push-Up-Volumen-Shampoos. Mit Collagenkomplexen, ohne Silikone. Andere beinhalten Haarverstärker wie Keratin, Seidenproteine oder Kräuterextrakte, die sich wie eine zweite Haut an die Haare legen, sie kräftigen und festigen. Verblüffender Effekt: Die Frisur wirkt luftiger und fülliger.

Strapaziertes, trockenes oder geschädigtes Haar verträgt sehr gut die neuen

Bio-Shampoos. Inhalt: Soja-, Jojoba- oder Weizenkeimöl sowie Lanolin oder Avocado-Extrakte, die die Haare nach der Wäsche geschmeidig und gut kämmbar machen.

Lange Haare bitte mit Repair-Shampoos verwöhnen. Kollagen und ausgeklügelte Wirkstoffe kitten schon beim Waschen schadhafte Stellen im Haarschaft und glätten die Schuppenschicht.

Viele, die **empfindliche Augen** und eine **sensible Kopfhaut** haben, nehmen gern Baby-Shampoo. Meiner Meinung nach reicht aber die geringe Waschkraft der Kleinkindprodukte nicht für die Haare von Erwachsenen aus. Viele Produkte sind dank der Forschung heute so gut,

Besonders schön und Entspannung pur:
Haare waschen beim Friseur

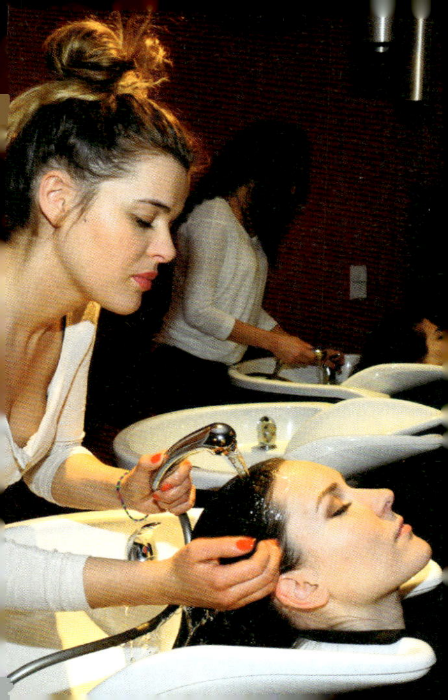

dass tränende Augen der Vergangenheit angehören. Ansonsten sollten Sie auf die Inhaltsstoffe des gekauften Shampoos schauen – und, wie schon gesagt, aufgrund einer Analyse Ihrer Haare auch z.B. mit Fett- oder Schuppenshampoo Ihren »Problemchen zu Haare rücken«.

TIPP: Kalte Dusche

Wechselduschen gelten allgemein als sehr gesund. Und das gilt auch für Ihre Haare! Am Schluss die Haare eiskalt ausduschen, dann sehen sie am schönsten aus. Sorgfältig ausspülen, denn das beste Shampoo wirkt nicht, wenn es nicht gründlich ausgespült wird. Wenn Sie dann noch ein Shampoo für Ihre spezielle Haarqualität gewählt haben, ist die Haarwäsche perfekt!

SPÜLUNG

Nicht immer bleibt die Zeit für eine Haarkur – wer's eilig hat, für den gibt es Spülungen für diverse Haarprobleme. Wichtig: Immer gründlich mit viel Wasser ausspülen.

Die Wirkung von Spülungen, auch Conditioner, Rinse oder Balsam genannt, ist immer die gleiche: Sie kitten Risse und Löcher im Haarschaft und pflegen das Haar mit Feuchtigkeit. Leichtes Durchkämmen ist so garantiert.

Nach ein paar Minuten Einwirkzeit werden sie wieder ausgespült, der verbleibende Pflegeeffekt reicht bis zur nächsten Haarwäsche und gibt dem Haar außerdem Glanz. Denn geglättete Haaroberflächen reflektieren das Licht besser.

Viel hilft viel? – Vor allem bei Spülungen ein großer Irrtum! Schnell sind die Haare mit zu viel Pflegestoffen überlastet. Also beobachten Sie bitte genau, ob Ihre Haare wirklich nach jeder Wäsche eine Spülung benötigen. Stark naturkrauses Haar zum Beispiel oder ganz dicke Haare vertragen Conditioner sehr gut. Feine Haare dagegen sind mit Kurpackungen besser gepflegt. Gerade Spülungen für poröses Haar enthalten oft stark haftende Silikone, Polymere o.ä., die sogar ein bis zwei Haarwäschen überstehen. Beobachten Sie kritisch, was Ihrem Haar gut tut und wie viele Pflegestoffe es wirklich braucht.

Schaumbalsame, Gels und sogenannte nicht fettende Öle für das Haar, die ebenfalls im handtuchtrockenen Haar verteilt werden, sind eine gute Alternative zu den Spülungen. Sehr effektiv und zeitsparend, da sie im Haar bleiben und nicht mehr ausgespült werden. Das Tolle daran: Die Pflegestoffe beschweren das Haar nicht – und sorgen zusätzlich für Volumen und leichte Kämmbarkeit.

TIPP:
Die Wirkung der Spülung wird unterstützt, wenn man sie nur ganz sparsam ins handtuchtrockene Haar gibt und leicht zwei bis drei Minuten sanft einmassiert. Lassen Sie sich von Ihrem persönlichen Haarkünstler beraten, welche Produkte für die Pflege Ihres Haares notwendig sind und welche nicht.

Pflegekuren gibt es mit Kräuter-, Blumen- und Vanilledüften, um nur ein paar aus dem großen Sortiment der Haarkuren aufzuzählen. Grundsätzlich gilt: Sie sind nur dann notwendig, wenn die Haare entweder sehr fein sind oder durch eine verpfuschte Formwelle oder starke Blondierung, Wind und Wetter oder die Kombination dieser Dinge wirklich geschädigt sind. Das trockene, strapazierte Haar weist Risse und Löcher in der Schuppenschicht auf. Die Pflegepackungen enthalten deshalb meist Seidenproteine, Vitamine, Keratin oder Cashmere. Die Einwirkzeit richtet sich nach dem Produkt, das Sie gekauft haben. Falls Sie es von Ihrem Friseur mitnehmen, lassen Sie sich genau erklären, wie die Anwendung funktioniert. In meinen Salons arbeite ich immer mit Wärme. Wir setzen häufig eine Trockenhaube auf die verpackten Haare. Oder verwenden Thermokuren, die erwärmt auf das Haar gegeben werden. Achtung: Vor allem Kuren sorgfältig und intensiv mit viel Wasser ausspülen.

Sie mögen es schneller? Dafür gibt es die sogenannten Sprühkuren mit Pumpzerstäuber, die wenig Fette haben und nicht nur für Pflegemuffel, sondern auch für Frauen mit feinen Haaren ideal sind. Die Wirkstoffe kommen genau dort an, wo Ihr Haar sie braucht. Sind nur Ihr Deckhaar und Ihre Spitzen spröde, sprühen Sie die Kur eben nur dort auf. Sie bleiben im Haar, werden nicht ausgespült und ersparen oft noch zusätzliche Styling-Produkte.

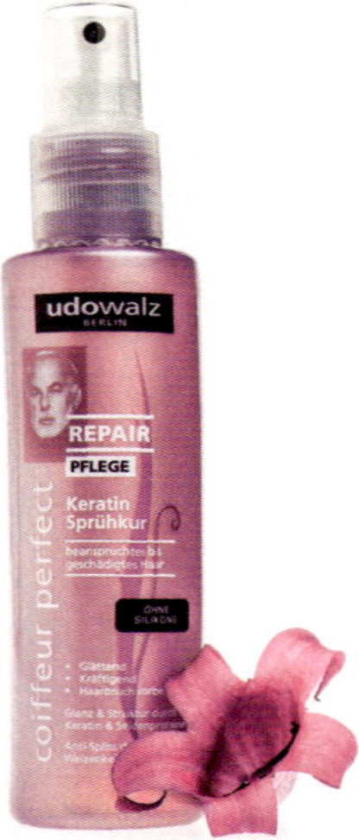

Eine Kur sorgt nicht nur für schöne,
sondern auch für gesunde Haare

TIPP:

Mit viel Wärme wirkt jede Haarkur besser und intensiver. Wickeln Sie sich Alufolie um den Kopf und darüber ein angewärmtes Handtuch. Noch besser: Das alles in der heißen Badewanne zelebrieren. Und für den Strand: Mit Haaröl die Frisur stylen, das pflegt den ganzen Tag.

Allerdings sollten Frauen mit langen Haaren regelmäßig Anti-Spliss-Kuren anwenden. Sie kitten angegriffene Haarenden und versiegeln gespaltene Spitzen. Diese Kuren gibt es auch als Fluids, die praktischerweise ins trockene Haar einmassiert werden. Aber ein Ersatz für regelmäßiges Schneiden sind sie nicht. Ich empfehle für eine tolle Mähne beides!

HAARSCHNITT

»Habe mir gestern die Haare schneiden lassen, und schon das kommt mir wie ein Zeichen meiner Wiedergeburt vor.«

Leo Tolstoi, Schriftsteller

Der neue Schnitt: Erlebnis pur. Beschwingten Schrittes gehen Sie von Ihrem Friseur nach Hause. Sie bekommen viele Komplimente, das Haar sitzt prima. Was dann bei einem schlechten Friseur passieren kann: Nach der ersten Wäsche ist die Pracht vorbei. Das Föhnen bringt keine Fülle, die einzelnen Strähnen, über die Rundbürste gezogen, stehen quer in alle Richtungen ab. Kurzum: von Frisur keine Spur! Wie das kommt?

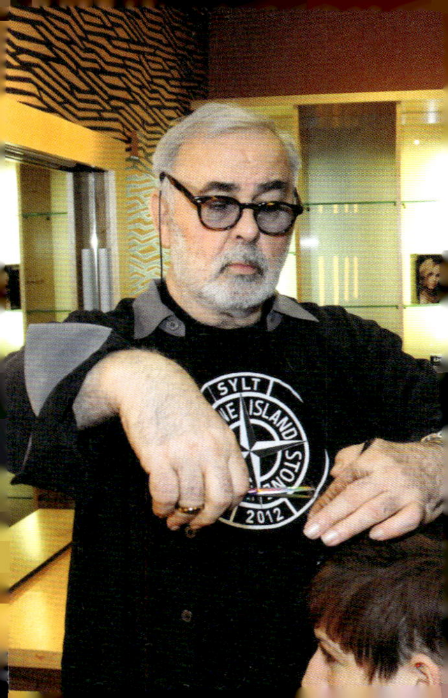
SYLT
ISLAND
STONE
2012

Ihr »Meisterfigaro« hat *seinen* Schnitt richtig ausgeföhnt, das heißt alle Dreher, Ecken und Unregelmäßigkeiten hübsch weggeföhnt. Klar, dass Sie als Laie zuhause diesen speziellen Dreh nicht hinbekommen! Was lernen wir daraus?

TIPPS:

1. Wenn Ihr Friseur nach Ihrem Neuschnitt sehr lange föhnt und sich richtig Mühe geben muss, dann müssen Sie stutzig werden. Beobachten Sie das Ganze aufmerksam, denn jetzt ist der Zeitpunkt, an dem der Friseur spätestens merken muss, dass eventuell hier noch ein kleiner Zipfel hängt oder eine Strähne zu lang ist, die nicht wegzuföhnen ist.

Weisen Sie energisch darauf hin, dass Ihr Schnitt korrigiert wird, denn hinterher haben Sie damit zuhause Probleme.

2. Den Schnitt nicht von einem Lehrling machen lassen. Opfern Sie sich niemals als Schnittmodell für den Salon, es sei denn, Sie möchten einen kostenlosen Probierschnitt.

3. Lassen Sie sich vorher genau erklären, wie der Schnitt aussieht und die Haare fallen!

WELCHE FRISUR FÜR MICH?

Diese Tipps sind sehr wichtig, vor allem wenn Sie Problemhaare haben: entweder Wirbel am Nacken, am Haaransatz, im Pony oder eine extreme Naturkrause, die es dem Friseur schwermacht, die Haare im nassen Zustand zu schneiden. Mein Trick: Ein guter Friseur schneidet die Haare dann auch mal trocken. Ich mache das oft bei feinem oder extrem dünnem Haar. So kann ich besser erkennen, wie die Haare fallen und schneide nicht dort Fülle weg, wo man sie noch braucht (vor allem bei Männern!).

Kein Kunststück:
die richtige Frisur für Sie und Ihr Haar

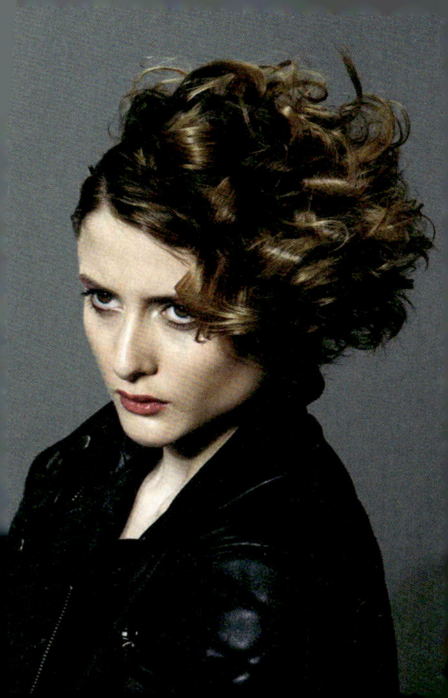

Beim Schneiden gibt es eine tolle Auswahl an Klassikern. Ob wir uns für den Garçon-Schnitt, Federschnitt, Pilzkopf, klassischen Bob, einen Bubikopf oder ewig schöne Lauren-Bacall-Wellen entscheiden, hängt natürlich von unserem Typ, unserem Haar und dem jeweiligen Frisurentrend ab.

Generell gilt:

- Ein Bob macht das ovale Gesicht weicher!
- Zu einem jungen frechen Gesicht passt immer ein Fransenschnitt!
- Feine Haare bitte nicht so lang – besonders geeignet ist ein Federschnitt!

Immer schick: Sophia Thomalla mit einem angestuften Bob

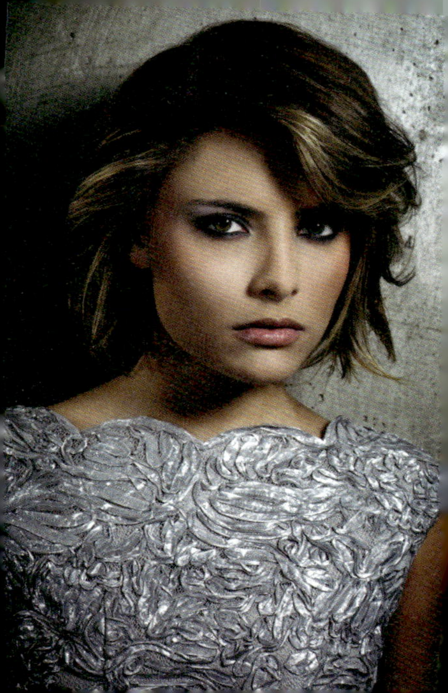

- Gerade kurze Haare brauchen einen richtigen Schnitt! Alle 4 bis 5 Wochen nachschneiden lassen!
- Ein rassiges Gesicht verträgt auch einen extravaganten Schnitt!
- Ein paar Zentimeter weniger machen oft den ganzen Chic!

TIPP:

Finger weg von der Schere! Schnell sind die Haare ab, der Pony krumm gekürzt und die Frisur endgültig im Eimer. Falls nicht gleich ein Friseurtermin in Sicht ist, lieber mit ein wenig Gel oder Schaum behelfen. Denn da lasse ich nicht mit mir diskutieren: Der Schnitt gehört dem Friseur!

Der Federschnitt: ideal für feines Haar

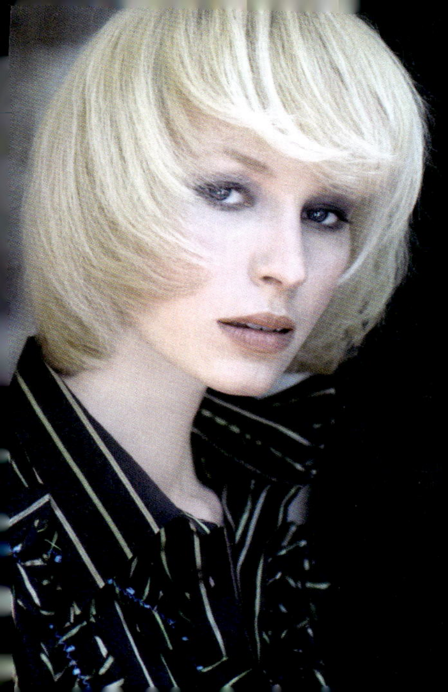

HOCHSTECKFRISUREN

Ich weiß, dass es schwer ist, sich von einer bestimmten Haarlänge zu trennen. Auch Männer hängen oft sehr an ihren Haaren. Doch je kürzer die Frisur, desto jugendlicher wirkt man. Aber Vorsicht: Zu kurze Haare können einen auch im wahrsten Sinne des Wortes »alt aussehen« lassen! Eine mittlere Länge, typgerecht geschnitten, umschmeichelt das Gesicht und macht jünger.
Wer sich allerdings von dieser Tatsache nicht überzeugen lässt, dem rate ich zu einer eleganten oder originellen Hochsteckfrisur, zum Beispiel zu einer »Banane« oder anderen Variationen.

Nie ein Oldie: die klassische und elegante Hochsteckfrisur (mit und ohne Extensions)

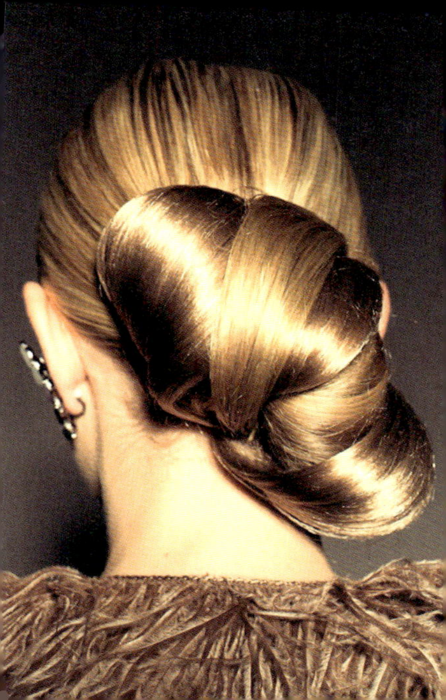

FÖHNEN

»Eleganz heißt nicht, ins Auge zu fallen, sondern im Gedächtnis zu bleiben.«

Giorgio Armani, Modedesigner

Wer kann schon immer zum Friseur? Manchmal fehlen Zeit, Geld, Energie. Doch keine Sorge: Mit etwas Talent bekommen Sie es fast wie Ihr Haarkünstler hin, dass das Haar am Hinterkopf nach dem Föhnen so volumig fällt, als hätte es der Meister selbst gemacht. Anderen prominenten Kunden, die oft auf Reisen sind, habe ich einige Geheimtipps und Kniffe mitgegeben.

Schönes und volles Haar: Mit der richtigen Föhntechnik bekommen Sie das selbst hin!

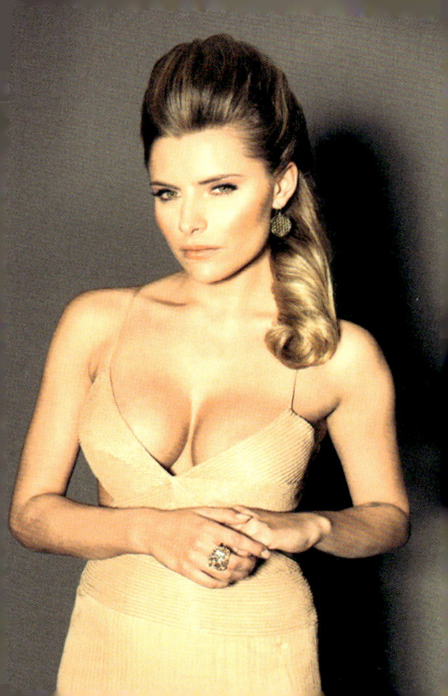

Voraussetzung: ein guter Föhn (zwischen 1600 und 2000 Watt, mit Diffuser- und Volumenaufsatz, 2 oder besser 3 Heizstärken und Geschwindigkeitsstufen). Wer Locken mag, sollte sich die Anschaffung von Heizwicklern überlegen. Wer öfter die Naturkrause glattziehen möchte, braucht einen Glättstab. (Zu Bürsten und Kämmen mehr ab Seite 102.)

Doch bevor man zum Föhn greift: Haare nach dem Waschen ohne Zerren und Rubbeln sorgfältig ausdrücken. Verwenden Sie eventuell ein zweites, angewärmtes Handtuch. Nie Haare klitschnass unter den Föhn bringen! Die Hitze schädigt das empfindliche Haar und reizt die Kopfhaut.
So ist es richtig: Handtuchtrockenes Haar mit dem lauwarmen Föhn (mitt-

lere Stufe reicht völlig aus) vortrocknen, mit einem grobzinkigen Kamm entwirren und jetzt erst Schaumfestiger oder Lotion ins Haar geben. Dann die Haare mit einer Rund- oder Skelettbürste in die gewünschte Form bringen.
Bei Kurzhaarfrisuren erst die Seitenpartien föhnen und dann weiter nach oben arbeiten. Im Salon macht es Ihr Coiffeur genau andersherum. Er beginnt im Nacken und arbeitet sich dann nach vorn. Teilt die einzelnen Strähnen mit einem Clip ab, damit sie nicht schon vorher trocknen.
Falls Ihre Haare schnell zusammenfallen, dann brauchen Sie Standhilfe am Ansatz: Mit Kamm oder Bürste in den Haaransatz gehen, diesen richtig hochhalten, mit dem warmen Föhn dagegenhalten, einen Moment warten, dann die Bürsten

langsam aus den Haaren ziehen. Wenn das nichts bringt, müssen Sie die Haare gegen den Strich föhnen und die Bürste immer gegen die Wuchsrichtung ziehen.

TIPP:

Probieren Sie doch mal eine *Blow Dry Bar.* Das heißt nichts anderes als: Waschen, Föhnen und Bürsten beim Friseur – manchmal gibt's ne kleine Kopfmassage gratis dazu. Damit allein hält das Haar sicher noch einmal zwei Tage – »Bad Hair Day« überwunden. Schon ab 30 Euro bei uns als Ergänzung zum üblichen Friseurbesuch, ein Er- und Auffrischungsquickie »für Haar und Seele«. Auch wenn man den vereinbarten Termin vergessen hat: Einfach vorbeikommen, schon geht's los. Viele Großstadtsalons bieten das bereits an.

LOCKEN

Locken kann man ganz einfach mit dem Föhn zaubern. Nasse Haare über Kopf vortrocknen. Gleichmäßige Partien abtrennen, zu **Knötchen** drehen, feststecken und dann trocken föhnen. Am Schluss die Nadeln entfernen, die Knötchen mit den Fingern auseinanderziehen. Voilà: Der Lockenkopf ist fertig. Natürlich gibt es die konventionellen Methoden, Locken ins Haar zu drehen. Im Salon verwenden wir sogenannte **Samtwickler**, für Sie als Laie sind **Klettwickler** einfacher anzuwenden. Vorteil: Sie brauchen keine Haarnadeln. Sie drehen einfach die Strähne über den Wickler, drücken ihn kurz an und er hält – bis Sie ihn wieder herausziehen. Klettwickler gibt es in allen Größen.

Eine tolle Alternative: **Papilloten** – fingerdicke, biegsame Schaumstoffwickler. Die peppen eine schwache Dauerwelle auf oder zaubern Traumlocken für einen Abend. Dicke Strähnen abteilen, zwirbeln und auf die Schaumstoffröllchen drehen. Mit dem Föhn sanft trocknen. Papilloten vorsichtig herausziehen, die Haare über den Kopf nochmals trocknen, um Knicke verschwinden zu lassen und mit einem grobzinkigen Kamm die Locken in Form bringen.

Heizwickler – praktisch für Eilige. Sie locken das Haar schnell auf oder verhelfen längerem Haar zu größerer Sprungkraft. Die Wickler werden im Kasten aufgeheizt, heiß ins Haar gedreht und wieder herausgeholt, wenn sie abge-

Es gibt viele Wege zur Lockenpracht.

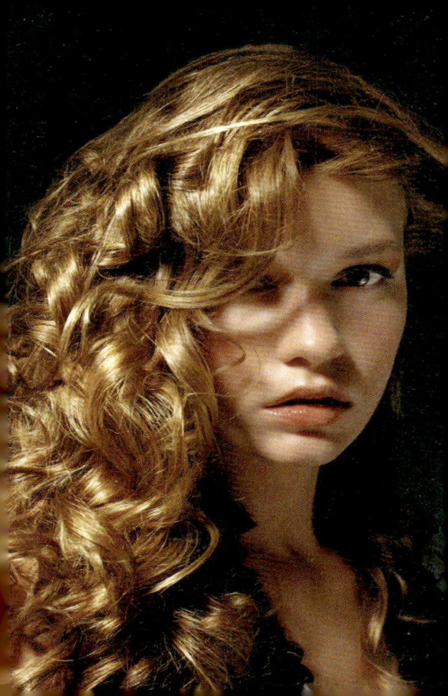

kühlt sind. Das dauert zwischen zehn und fünfzehn Minuten. Achtung! Nichts für trockene und strapazierte Haare.

Wer keine Locken, sondern Volumen wünscht, der ist mit Riesenwicklern gut beraten. Sie drehen die **Riesenwickler** ins feuchte Haar, ganz dicht an den Ansatz, pusten warme Luft dran und die Haare zeigen Volumen wie nie zuvor!

TIPP:

Sie haben auf Reisen keine Lockenwickler dabei? Kein Problem! Nehmen Sie einfach Taschentücher! Kleine Strähnen abteilen, mit Haarspray anfeuchten, die Tücher zu schmalen Streifen rollen, Strähnen auf die Streifen wickeln, dann zusammenknoten, damit es hält. Nach dem Trocknen die Locken vorsichtig mit den Fingern in Form bringen.

FORMWELLEN

Früher hieß das Dauerwelle (igitt!), heute sind es die sogenannten Formwellen, die je nach Haaren Fülle oder Volumen geben. Und im Gegensatz zur Dauerwelle pflegen sie gleichzeitig die Haare und halten länger. Der hohe Anteil alkalischer Substanzen sorgte früher dafür, dass die Haare spröde wurden. Heute werden die Haare vorher mit einer Lotion behandelt, die die unterschiedlich poröse Haarstruktur ausgleicht. Die nachfolgende alkalireduzierte Wellflüssigkeit öffnet dann die Schuppenschicht des Haares, weil sich sonst keine Umformung erreichen lässt. Dabei lösen sich Keratinverbindungen im Haar, die sich mit Hilfe eines Fixiermittels wieder neu verketten. Und sind die Schüppchen offen, kommt gleichzeitig eine Extraportion Pflege an den Haarschaft.

Die Haltbarkeit der Formwellen (pH-Wert 7,4) ist unterschiedlich und abhängig von Haarqualität, Einwirkzeit und Wicklerstärke. Generell gilt: je dünner der Wickler, desto kleiner und haltbarer die Welle. Umgekehrt: Je größer der Wickler, desto schneller verliert die größere Locke ihre Sprungkraft. Die großen Wickler werden für bis zu zehn Zentimeter langes Deckhaar verwendet. Sie halten sechs bis acht Wochen. In dieser Zeit hat das Haar einen wunderbaren Stand und viel Volumen.

Und nicht verzweifeln, wenn Sie sogenannte *Bandhaare* haben: Dann kann auch Ihr Friseur nichts dafür, wenn die Wellen nicht halten.

TIPPS zu Formwellen:

1. Am selben Tag, an dem sie Ihr Friseur gelegt hat: Hände weg und in Ruhe lassen! Nicht kämmen und nicht bürsten, denn es sind noch nicht alle Keratinverbindungen wieder verkettet und die Schwefelbrücken noch nicht geschlossen (chemische Behandlung!).

2. Frühestens drei Tage nach der Behandlung waschen (nass ist das Haar aufgequollen und die Welle könnte sich ausdehnen).

3. In den ersten Tagen auf Wickler, Lockenstab und Föhn verzichten.

Und ganz wichtig: Für die Pflege nur Spezialprodukte verwenden.

Noch ein kleiner Trick: Wenn die Wellen nicht mehr frisch sind, bitte nicht gleich eine neue Welle machen lassen! Manchmal hilft einfaches Spitzen-Schneiden oder ein Fresh-Up-Lockenspray.

IMAGE- UND FARBWECHSEL

»Die Männer beteuern immer, sie lieben die innere Schönheit einer Frau. Komischerweise gucken sie aber ganz woanders hin.«

Marlene Dietrich, Schauspielerin

Eine Kundin will einen Imagewechsel. Da werde ich hellhörig. Und nicht nur ich: Psychologen haben erkannt, dass Frauen einen Imagewechsel wollen, wenn sie entweder eine neue Liebe suchen, kein Couch-Potato mehr sein wollen, einen Jobwechsel avisieren oder in eine andere Stadt ziehen. Jedenfalls: Veränderung muss her! Aber nicht nur einfach mit

Udo Walz und Lena Gercke (mit Federhaarschnitt)

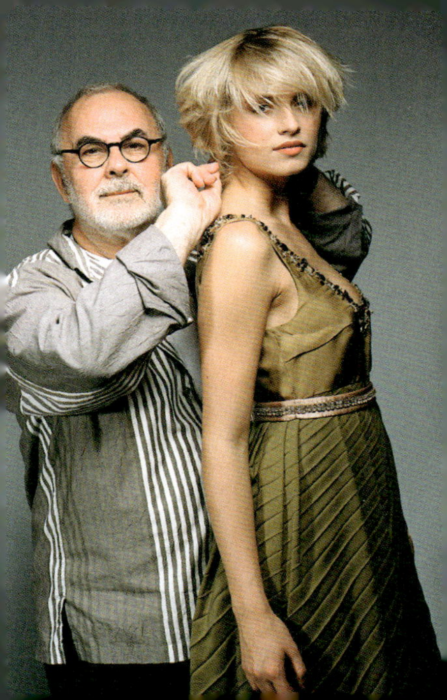

Schnippschnapp. Nein. *Farbe* bestimmt das Leben, besser als jedes neue Outfit – und das schon seit Jahrhunderten. Sogar Cleopatra soll sich ja für Caesar schon das Haar schwarz gefärbt haben. Dass Haarfarben unterschiedlichen Trends unterworfen sind, ist eine Tatsache. Als Regisseur Roger Vadim Brigitte Bardot überredete, die hellbraunen Locken in blondes Gift zu verwandeln, wurde ein neuer Look geboren – und sie ein Star.

Heute stehen wir vor dem Regal mit Tönungen, die an Haarfarben und Nuancen nichts zu wünschen übrig lassen, und haben die Qual der Wahl. Die gute Nachricht: Getreu dem gesellschaftlichen Wandel hin zur ecological correctness wird immer mehr mit umweltfreundlichen Naturfarben statt mit

harter Chemie gearbeitet – was ich sehr begrüße. Dabei gibt es sehr verschiedene Methoden, Farbe ins Haar zu zaubern und damit Ihren Typ zu verändern. Vor allem aber müssen Sie wissen, welche Farbe Ihnen wirklich steht und wie dauerhaft das Ergebnis sein soll.
Fragen Sie lieber noch einmal die beste Freundin oder die Schwester, bevor Sie sich für eine neue Haarfarbe entscheiden, und – noch wichtiger – beraten Sie sich vor allem mit Ihrem »Haar-Geheimagenten«, Ihrem Friseur!

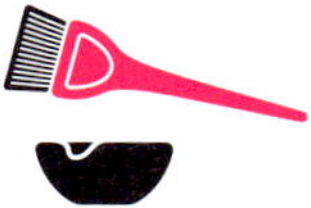

TÖNEN

Sanft statt radikal: Viele Frauen wünschen sich ein natürliches Farbergebnis. Der Vorteil einer Tönung: die schonende Behandlung des Haares. Die Farbpigmente lagern sich nur am Haar an und dringen höchstens in die Randschichten ein. Nachdem – egal ob im Naturton ein wenig heller oder dunkler – die Tönung nach sechs bis acht Haarwäschen verblasst, gibt es keine störenden nachwachsenden Haaransätze.

Einziger Nachteil: Tönungen können die Haarpracht nicht aufhellen, aber verleihen dem Naturton eine Nuance Farbe mit brillantem Glanz.

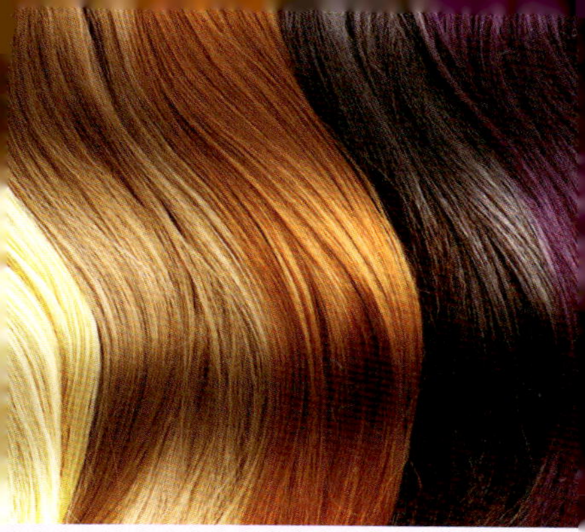

TIPP:

Eine Tönung ist genau richtig, wenn man/frau mal experimentieren möchte – oder schauen, ob ihm/ihr wirklich die rote Mähne à la Milva oder die blonde à la Adele steht.

STRÄHNEN

Wer sich ein bisschen frischer fühlen möchte, dem rate ich, ein paar Strähnen als Akzente zu setzen oder durch helle oder blonde Strähnchen die eigene Haarfarbe zu variieren. Man kann ein paar Highlights setzen oder völlig durchsträhnen, um eine hellere, natürliche Haarfarbe zu erhalten. Ein guter Coiffeur arbeitet mit verschiedenen Nuancen und nicht nur mit einer Farbe. Mit roten, dunkelblonden oder dunklen Strähnen erzielen Sie in Ihren Haaren einen raffinierten Farbeffekt. Dabei beachten: Optimale Ergebnisse fordern von uns die verschiedensten Techniken.

Sophia Thomalla:
erst mit Strähnchen ein Vamp

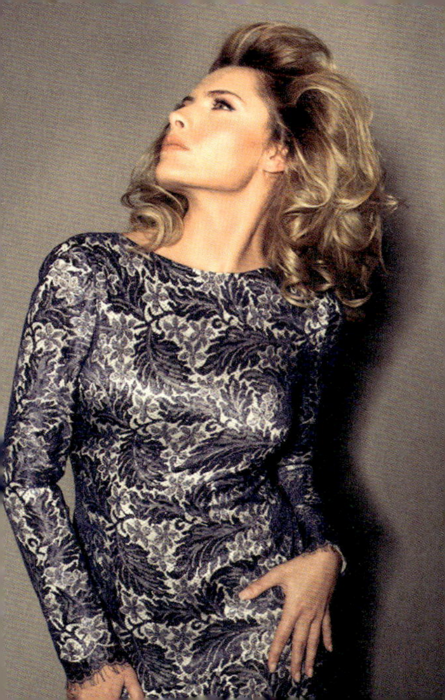

Kamm-Strähnen

Hier wird zum Beispiel die Blondierung mit einem sehr breitzinkigen Kamm direkt aufs Haar aufgetragen. So erzielen wir ein paar Highlights im Haar. Effekt: Die hellen Strähnen sehen sehr zufällig aus, wie von der Sonne am Meer.

Alu-Strähnen

Werden vor allem bei sehr feinem Haar angewendet oder wenn Sie Ihre Löwenmähne vielfarbig oder sehr gleichmäßig wollen. Dünne Strähnen werden abgeteilt, mit der Farbe bestrichen und in zurechtgeschnittene Alufolie gewickelt. Ergebnis: Gleichmäßige, feine Highlights. Vorteil bei starkem Aufhellungswunsch: Das Haar bildet keinen extremen Ansatz wie bei einer Vollblondierung und die Hälfte der Haare werden geschont.

Maxi-Strähnen

Hier wird nur der Oberkopf in zwei, drei breite Partien aufgeteilt und aufgehellt. So werden die Haare deutlich am Oberkopf gesträhnt, aber erst durch das Kämmen und Stylen sehen sie richtig platziert aus.

Watte-Strähnen

Das empfehlen wir vor allem bei kurzen Haaren. Dabei wird der Ansatz toupiert, Watte für den Abstand eingesetzt – und nur die äußersten Spitzen der Haarsträhnen werden mit Blondierung aufgehellt. Das ergibt unregelmäßig verteilte hellblonde Spitzen. Super!

Schwamm-Strähnen

Relativ neue Farbtechnik. Vorteil: Die Haare werden sehr natürlich blonder. Mit einem kleinen Schwamm werden Strähnen ins Haar gezeichnet. Damit hellt das Haar im Verlauf nach unten natürlich auf – oder im Gegenzug lassen sich dunkle Akzente setzen.

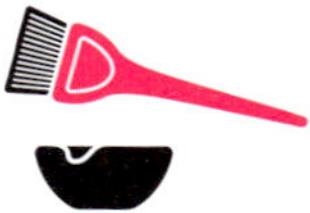

TIPP:

Hände weg von Strähnchen in Heimarbeit! Experimentierfreudige Frauen überreden schon mal die Freundin, mit der Strähnchenpackung aus dem Supermarkt loszulegen. Aber das ist ein großes Risiko! Meist gibt es nur die Nuance Blond in vielen Schattierungen. Es muss aber gemischt werden. Und was gemischt wird, enthält Oxidationsmittel. Das ist Haarfarbe, die durch die Schuppenschicht ins Haar eindringt und dort die Pigmentierung verändert. Und es wird über Rot, Orange und Gelb aufgehellt, so dass unbedingt die Mindesteinwirkzeit eingehalten werden muss. Ein Heimspiel könnte genau mit diesen Farben enden – oder aber mit weißen Strähnen. Also unbedingt zum Friseur!

FÄRBEN

Mit einer Koloration wird die Haarfarbe dauerhaft verändert. Diesen Schritt also bitte genau überlegen, auch wenn zum Beispiel Katy Perry oder Rihanna ihre Haarfarben wechseln wie die Bühnenoutfits. (Bei Madonna und Linda Evangelista wechselte die Haarfarbe wenigstens noch saisonal.) Das muss für Sie noch lange kein Vorbild sein. Wenn Sie trotzdem zur Rothaarigen oder Blonden mutieren wollen, dann brauchen Sie viel Selbstvertrauen und viel Zeit für intensive Pflege.

Die Färbeprozedur öffnet die Schuppenschicht des Haares über den Oxidationsprozess. Dabei werden die natürlichen Farbpigmente chemisch verändert und die neue Farbe eingelagert.

Schon die Römer und die Griechen hatten ein Faible für Blond. Die Griechen setzten sich hierfür stundenlang mit gewaschenem Haar in die Sonne und die Römer ließen sich Goldfäden (antike Extensions!) einweben oder streuten sich Goldstaub aufs Haar. Wirklich reiche Römerinnen waren fasziniert von dem Haar der Germanen und bezahlten Unsummen für eine Perücke.
Zu Großmutters Zeiten wurde mit Kamille, Birkenschalen, Eidotter und immer wieder mit Sonne versucht, das Haar aufzuhellen.

Heute ist es einfacher, aber für Haare nicht schonender. Wer von Brünett auf Blond umsteigen will, muss eventuell sein Haar notfalls zweimal aufhellen lassen (Blond geht über Rot, Orange und Gelb). Und bei einer deutlichen Blondierung muss man für den Ansatz mindestens einmal im Monat nachblondieren. Wichtig bei dieser Prozedur ist eine gute Farbberatung. Denn nicht jedes Blond passt auch zu jedem Typ. Nur weil Claudia Schiffer es trägt, muss *dieses* Blond noch lange nicht das richtige für *Ihren* Typ sein. Vielleicht haben Sie einen völlig anderen Hautton oder eine andere Haarqualität. Harmoniert das Ganze nämlich nicht, kann der geplante Verjüngungseffekt mit einer helleren Farbe Sie im wahrsten Sinne des Wortes schnell »alt aussehen« lassen. Hier ist wirklich Ihr Haarkünstler gefragt, damit Blond wirklich »more fun« bedeutet.

Spaß sollte Ihnen auch der vermehrte Pflegeaufwand als Blondine machen. Für Ihr derart koloriertes und strapa-

ziertes Haar brauchen Sie spezielle Pflegeprodukte (z.B. mein Gold-Glanz-Shampoo) oder sollten sich bei Ihrem Friseur eine farbintensivierende Kur zur Verbesserung der Haarstruktur und zur Auffrischung der Farbe gönnen.
Pflegestoffe wie Keratin, Lecithin oder Weizenkeimöl schützen und glätten die Oberfläche. So lässt sich das Haar besser kämmen und fühlt sich sofort weich und geschmeidig an. Der Stabilitätsverlust der Haare hält sich so in Grenzen.

TIPP:
Klären Sie Ihren Friseur immer auf, wie Sie Ihr Haar waschen und pflegen, vor allem vor einer neuen Haarfarbe. Das erspart unangenehme und teure Überraschungen.

Noch ein persönlicher Geheimtipp:
Da die Haarfarbe durch Sauerstoff und Licht nachlässt und nicht mehr so schön leuchtet, benutze ich bei meinen Kundinnen für eine kleine Farbauffrischung einen Farbpflegeschaum, der außerdem das Haar kräftigt.

Meine Gold-Glanz-Spülung für blondes/blondiertes Haar

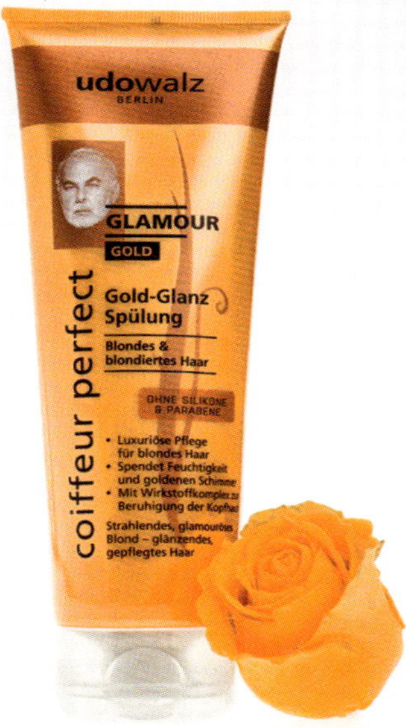
udowalz
BERLIN
GLAMOUR
GOLD
coiffeur perfect
Gold-Glanz Spülung
Blondes & blondiertes Haar
OHNE SILIKONE & PARABENE
• Luxuriöse Pflege für blondes Haar
• Spendet Feuchtigkeit
Strahlendes, glamouröses Blond – glänzendes, gepflegtes Haar

EXTENSIONS

Bei Ihnen steht ein ganz besonderer Tag vor der Tür und/oder Sie möchten mal ein völliger anderer Typ sein? Anstatt »Haare ab« empfehle ich selbstklebende Extensions. Ich bin ein großer Fan von Natürlichkeit, und die flachen, flexiblen Klebestreifen tragen optisch nicht auf.
Und welche Frau träumt nicht davon, einmal eine sexy wallende Mähne bis zur Taille zu haben? Mit Extensions wird auch dieser Traum Wirklichkeit. Durch eine spezielle Klebetechnik werden die ultraflachen Extensions aus hochwertigem Remi-Echthaar vom Friseur vollkommen haarschonend und unauffällig ins Haar eingesetzt. Das Ergebnis ist eine attraktive Haarverlängerung mit flachen Verbindungen, die optisch perfekt

mit dem eigenen Haar verschmelzen und Volumen ins Haar zaubern. Schmerzen am Kopf beim Liegen, wie sie beispielsweise Bondings verursachen, sind dadurch ausgeschlossen.

TIPP:

Nach 2- bis 3-monatigem Tragen können die ca. 3 cm langen Klebestreifen unkompliziert vom geschulten Friseur wieder entfernt werden. Ich persönlich empfehle die Extensions von hairtalk, die dank ihrer Klebetechnik eine schnelle und haarschonende Variante zu anderen Extensions-Verfahren sind. Sie können aus 22 Echthaarfarben auswählen, so dass der Übergang zu Ihrer eigenen Haarfarbe nicht zu sehen ist.

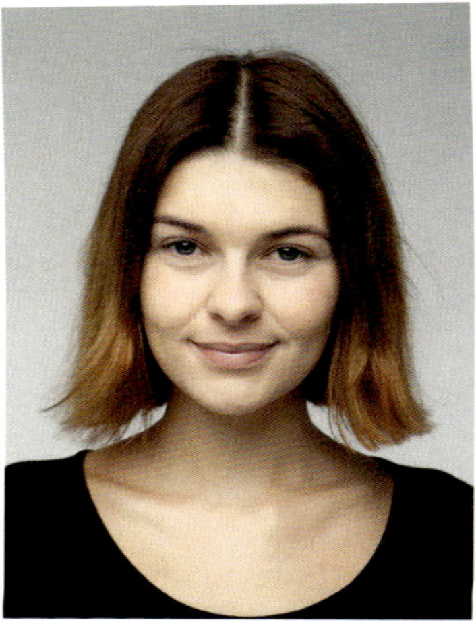

Der tolle Extensionseffekt:
Janina vorher und nachher

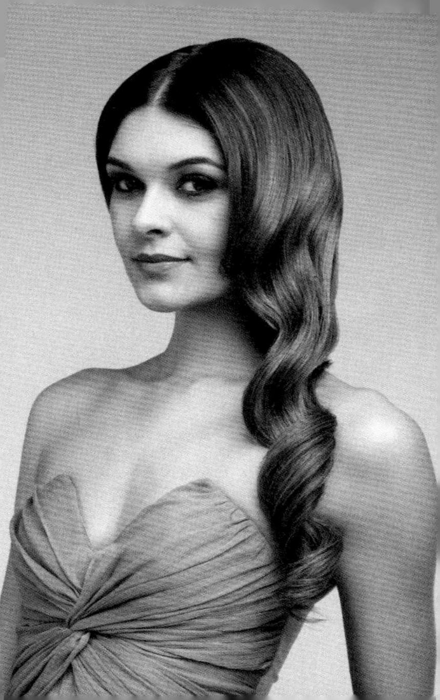

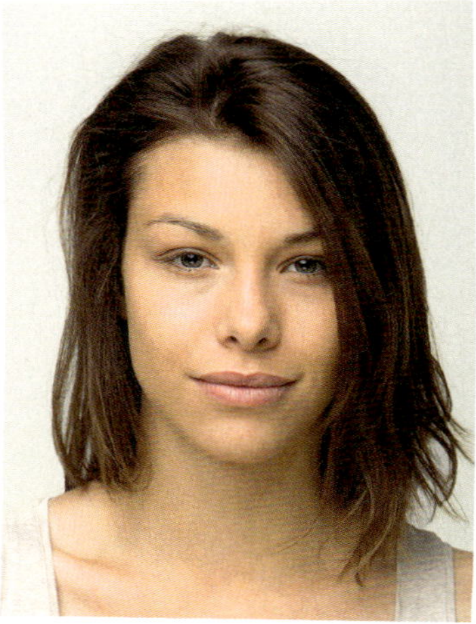

Leonie vorher und nachher

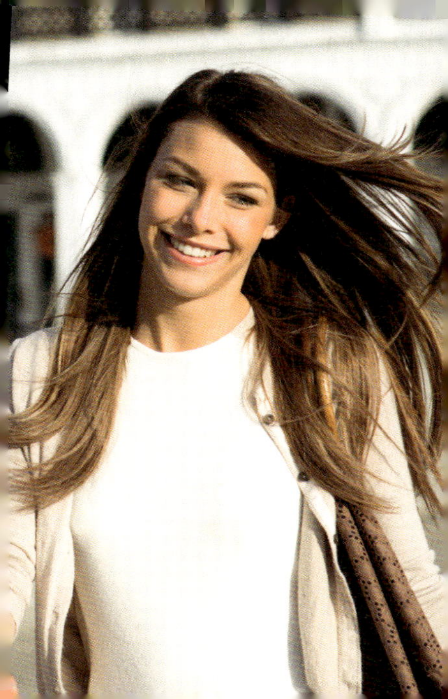

HAARANALYSE

Die Haare sind so unterschiedlich wie die Menschen. Die einzige Gemeinsamkeit: Haare sind lange Hornfäden und bestehen in der Hauptsache aus Keratin. Blonde haben durchschnittlich 150 000, Schwarzhaarige 110 000, Brünette 100 000 und Rothaarige 75 000 Haare. Normal sind circa 100 000 Haare. Variationen inbegriffen.

Menschen haben auch ganz unterschiedliche, oft selbst gemachte Haarprobleme. Jede zweite Frau, so heißt es, sei mit ihrem Haar unzufrieden, sprich: unglücklich. Frauen mit Naturlocken sehnen sich nach glatten Haaren. Die

Model Shermine Shahrivar

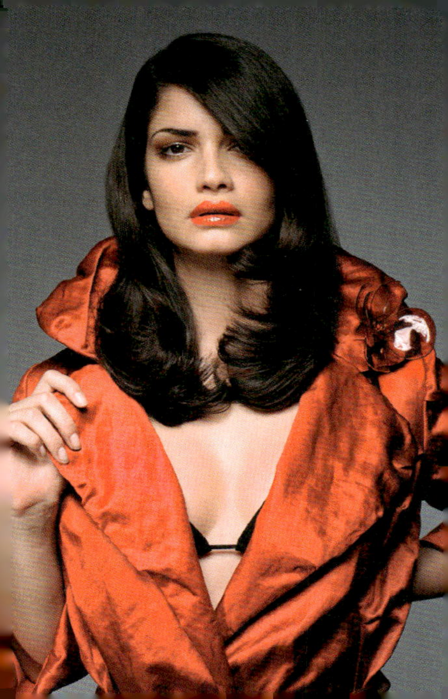

Blonden mit den feinen Haaren wollen dickes, dunkles Haar und die mit ewig trockenen, spröden Haaren hätten gern mal etwas aktivere Talgdrüsen auf dem Kopf, die den Frauen mit fettigem Haar wiederum wirklich Probleme bereiten. Wie hätten Sie's nun gern?
Wir Friseure versuchen immer, Ihnen so gut wie möglich zu helfen. Und die Industrie hat eine Vielzahl wirklich guter Produkte entwickelt. Ihr Friseur wird Sie darüber aufklären, wie und mit welchen Produkten Sie das Haar bekommen, das Sie glücklicher macht.

Täglich dürfen Ihnen circa 100 Haare ausfallen, ohne dass Sie sich Sorgen machen müssen. Denn 80 000 Ihrer

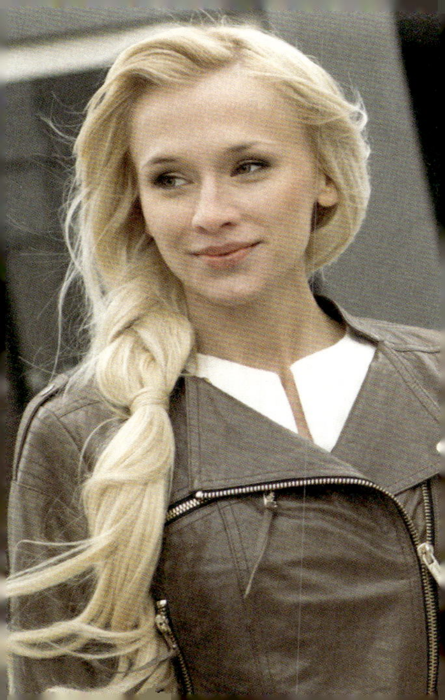

100 000 Haare befinden sich in der sogenannten Wachstumsphase und verlängern sich ständig um etwa einen Zentimeter im Monat. Jetzt wissen Sie, warum es so lange dauert, Haare wachsen zu lassen. Das einzelne Haar wird zwischen zwei und sechs Jahre alt, bei gesunden Europäern sind es ungefähr fünf Jahre. Dann fällt es aus, und an der Stelle wächst ein neues Haar nach. Phantastisch, wie die Natur das regelt, aber nur, wenn Kopfhaut und Haare gesund sind.

Das eigentliche Wachstum liegt sozusagen »im Dunkeln«, im sogenannten Haarfollikel, einem bis zu fünf Millimeter in der Kopfhaut eingebetteten Organ, dem Haarbalg. Hier bildet sich die Haarsubstanz durch ständige Zellteilung. Bei diesem Prozess verhornt das einzelne Haar. Gelangt es dann an die Oberfläche

der Kopfhaut, besteht es fast vollständig aus verhorntem Eiweiß, dem Keratin. Dieser Wachstumsprozess geht sehr einheitlich vor sich, umso unglaublicher ist es, was an Haarqualität aus den einzelnen Haarfollikeln herauskommt.
Medizinisch ist der Aufbau des Haares also gleich. Allerdings gibt es verschiedene Haartypen.

FEINE HAARE

Dieser Typ ist im nordeuropäischen Raum am häufigsten vertreten. Das heißt, der Querschnitt des Haares liegt bei 0,05 Millimeter. Zum Vergleich: Normales Haar ist circa 0,15 Millimeter dick. Statistisch leidet jede zweite Frau mit Haarproblemen unter zu feinen Haaren.

Benutzen Sie ausschließlich Produkte für feines Haar. Auf Spülungen sollten Sie ganz verzichten, lieber einmal im Monat eine Wirkstoffkur machen. Und das Wichtigste ist der richtige Schnitt: Ohne den fällt Ihr Haar selbst mit raffinierten Tricks platt in sich zusammen. Die beste Länge für Sie: zwischen Kinn und Ohrläppchen. Alternative: Extensions.

Super Lösung für feines Haar: Extensions

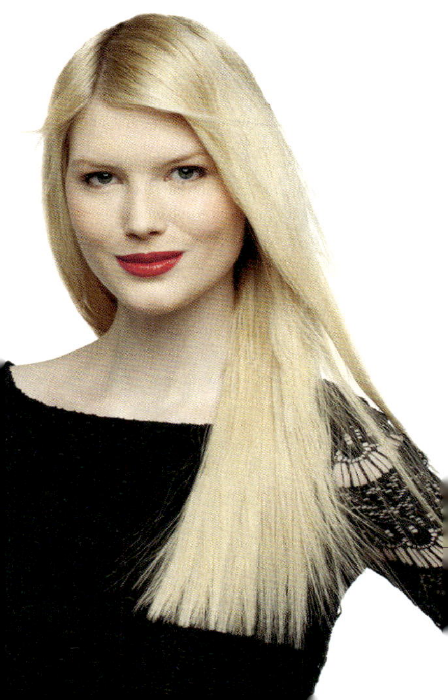

TIPP:

Dünnes Haar kann noch feiner werden, wenn Vitamine fehlen. Falls Ihr Haar sehr »fisselig« wird, empfehle ich eine Kur mit Biotin (Vitamin H). Dieses Vitamin ist am wichtigsten für den Haarwuchs. Eine weitere Möglichkeit: Verstärkerprodukte mit Volumeneffekt. Sie wirken durch Glukose, Spurenelemente oder Keratinverstärker und Aminosäuren. Achten Sie bei der Anwendung auf die Vorgaben des Herstellers. Gels oder Fluids reparieren kleine Risse oder Löcher in der Schuppenschicht des Haares und stärken das einzelne Haar bis in die Spitze. Gegen vorübergehenden Haarausfall, der bei diesem Haar öfter vorkommt, gibt es außerdem Nährstoffkuren in Ampullenform.

STÖRRISCHE HAARE

Frauen mit Naturlocken können ein Lied von ihnen singen. Sie machen nie, was man will, und lassen sich selbst mit »harten Bandagen« (Formwelle, Glättstab) nicht bändigen.

Ich schneide Naturlocken immer zweimal. Einmal nass und einmal trocken. Ein Kurzhaarschnitt, der die Locken richtig springen lässt, ist die beste Lösung. Damit hat man den richtigen Effekt für den berühmten Slogan *Waschen – schütteln – fertig* – ohne Styling, Schaum & Co.!

Richtig verabschieden von den Locken sollten Sie sich nicht. Das ist riskant, weil beim Glattziehen das Haar oft strohig wird und die Struktur leidet. Besser die nassen, lockigen Haare ganz glatt kämmen, stramm um den Kopf wickeln, mit Clipsen feststecken, mit sanfter Föhnwärme trocknen. Das hält – bis zur nächsten Luftfeuchtigkeit.

TIPP:

Benutzen Sie »Weichmacherpflege«, die die Haare wenigstens ein wenig frisierwilliger werden lässt, d.h. alle Pflegeprodukte aus der Abteilung »trockene, strapazierte oder blondierte Haare«. Hübscher Nebeneffekt: Die störrischen Locken glänzen ein bisschen. Noch ein Trick: Verwenden Sie fetthaltige Glanzsprays oder Frisiercremes. Machen Sie es wie die Profis – etwas davon zwischen die Handflächen geben, leicht verreiben und dann mit den Händen leicht über die Haare streichen.

TROCKENES, SPRÖDES ODER ANGEGRIFFENES HAAR

Genau wie störrisches Haar lässt es sich nur schwer frisieren. Oft ist es glanzlos, ohne Sprungkraft und hochempfindlich. Grund: Die Schuppenschicht ist zerstört: durch Formwellen, Farbe, Sonne, zu heißes Föhnen oder falsche Bürsten.

Hier ist Repairpflege angesagt. Wirksame Pflegestoffe wie Collagen reparieren den defekten Haarschaft, kitten Löcher und Risse und geben dem Haar wenigstens bis zur nächsten Haarwäsche ein gesundes Aussehen. Wichtig: Die Haare wirklich nur mit Repair-Spezialshampoos waschen, die die Schuppenschicht wieder schließen (vor allem mit Seidenproteinen angereicherte Produkte) oder viel Feuchtigkeit zugeben.

TIPPS:

Fürs schnelle Handling: **Feuchtigkeitssprays** ins handtuchtrockene Haar sprühen oder einfach zum Auffrischen zwischendurch.

Schnell und wirksam: **Ampullenkuren** gegen trockene und spröde Haare. Für alle, die keine zwanzig Minuten Zeit für Haarkuren oder Packungen investieren wollen. Sie enthalten hochkonzentrierte Pflegestoffe, die sofort nach dem Waschen auf Haar und Kopfhaut einmassiert werden. Der Erfolg ist messbar, weil sich durch die Ampullen ein Aufbau-Effekt ergibt. Die Schuppenschicht wird sichtbar geglättet.

Noch eine Superpflege:
Balsam für die Spitzen von splissgefährdeten und längerem Haar. Silikone versiegeln die Haarenden für mehrere Wochen. Absplittern und Brechen wird so vermieden. Übrigens: Balsam wirklich immer nur in die Spitzen.

Wichtig bei aller Pflege:
Regelmäßiges Schneiden der Spitzen ist bei diesem Haar Pflicht!

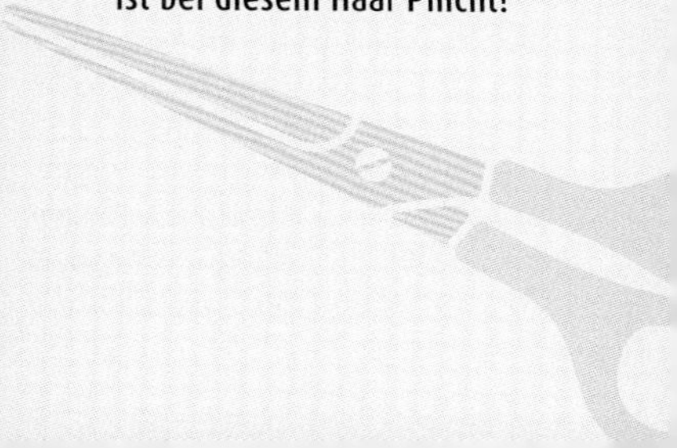

FETTIGES HAAR

Dieses Problem bekommen viele Menschen nicht in den Griff. Die Ursachen sind verschieden. In der Pubertät kann die Hormonumstellung schuld sein. Oder die Kopfhaut leidet unter einer Überfunktion/-reaktion der Talgdrüsen. Wofür wiederum zu viel Stress verantwortlich sein kann – dann wäre es gut, einmal den Arzt zu konsultieren.
Für die richtig dosierte Pflege spielen die Ursachen aber keine Rolle! Ich empfehle tägliche **Softreinigung.** Viele sind gegen tägliche Wäsche, weil sie angeblich die Talgdrüsen anregt, noch mehr Fett zu produzieren. Das stimmt aber nur zum Teil. Wer milde Shampoos (zum Beispiel mit Pflanzenextrakten) benutzt, reinigt und schont die Kopfhaut

und die Haare sehen wieder frisch aus. Alle anderen können folgenden **Styling-Trick** anwenden. Haare am Ansatz leicht hochtoupieren und immer Haarspray auf die Ansätze geben, wenn nötig auch zwischen die Ansätze als Stütze! Trockensprays kann man sicher benutzen, wenn es schnell gehen muss, aber ich halte sie nicht für das Nonplusultra.

TIPP:

Bei fettigem Haar empfehle ich oft Strähnen oder Formwelle. Diese chemischen Behandlungen machen das Haar poröser und entziehen ihm – zumindest optisch – ein wenig Fett. Deswegen sehen stark fettende Haare durch hellere Strähnen länger frisch aus.

BÜRSTEN, KÄMME & CO.

Ich bin kein Autofahrer, aber wenn ich ein Auto fahren würde, wäre es sicher ein Rolls-Royce. Zumindest halte ich es so mit meinem Handwerkszeug. Und das sollten Sie auch tun! Sie können noch so tolle Haare haben – wenn Bürste und Kamm von mangelhafter Qualität sind, wird's schwierig mit der Frisur. Ist meine Schere nicht absolut scharf, sitzt das Haar nach dem Schnitt nicht. Deshalb liebe ich scharfe Präzisionsscheren, aber auch supersanfte Föhne, Kämme ohne Zacken und Bürsten, die fast von alleine durch Ihr Haar gleiten – und den Rolls-Royce, wenn mich mal einer meiner prominenten Kunden mitfahren lässt.

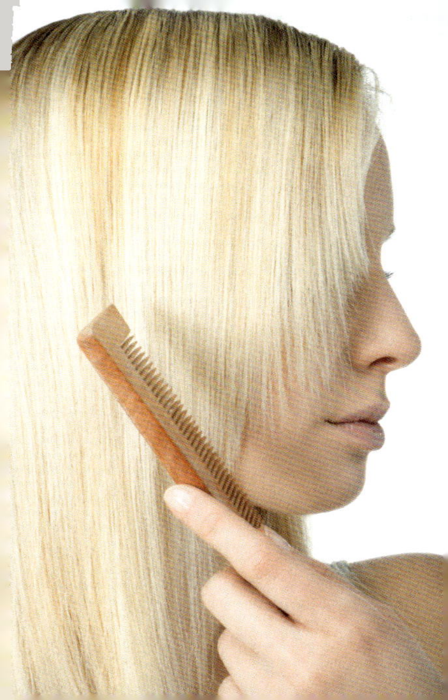

TIPP:

Viele meiner Kollegen denken wie ich und führen nicht nur spezielle Haarpflegemittel, sondern auch geeignete Kämme und Bürsten, die Sie nicht an jeder Ecke kaufen können. Sehen Ihre Haare oft struppig und glanzlos aus, so ist das nicht zwangsläufig die Folge falscher Pflege – vielleicht benutzen Sie einfach die falsche Bürste! Sparen Sie nicht an der falschen Stelle.

FAKTEN ZU ALLEN BÜRSTEN

Die **Borsten** müssen Handschmeichler sein, dürfen weder hart noch rau, weder scharf noch kantig sein oder kratzen. Der Trick: Probieren Sie das auf Ihrem Handrücken aus.

Wichtig außerdem: Die Borsten müssen richtig angeordnet sein. Der Fachmann weiß, dass es für jede Haarstruktur die richtige Bürste gibt. Auch einer der Gründe, warum die Frisur aus dem Salon meist besser sitzt als zuhause.
Und nun die große Frage: Natur oder Plastik? Ich persönlich bevorzuge Natur bei Bürsten und Kämmen und sehe das nicht nur als Geschmacksfrage. Aber noch wichtiger als das Grundmaterial ist die Verarbeitung: Die Borsten müssen rund geschliffen sein, dann werden nasse Haare nicht beschädigt (also Material auf raue Kanten und Pressnähte, die wie Sägeblätter wirken, untersuchen und ausschließen!). Wenn Sie denken, Sie verlieren zu viele Haare nach dem Kämmen, könnten das einfach »abgesägte« Haare sein!

Skelettbürsten

Plastikbürsten ohne Nähte sind als Stylinghilfen ideal. Sie haben besonders breite, auseinander stehende Borsten und sind zum Föhnen von längeren Haaren praktisch. Diese Bürsten greifen gut und sorgen beim Föhnen für Stand am Ansatz.

Halbrunde Bürsten

bringen Volumen ins Haar. Sie werden direkt am Ansatz gehalten, das Haar wird mit sanftem Druck glatt gezogen. Ihr Vorteil: Die Haare werden nicht gewellt oder gelockt, wie es mit einer Rundbürste leicht passieren kann.

Runde Naturbürsten

Wenn Sie glatte Haare haben und besonders viel Wert auf Glanz legen, sollten Sie Bürsten mit Naturborsten verwenden. Sie sind besonders für langes, glattes und trockenes Haar geeignet.

TIPP:

Sie wollen sich lange an Ihrem Hand- oder besser Haarwerkszeug erfreuen? Dann sollten Sie es wie Ihre Haare behandeln: Mit einem guten Shampoo regelmäßig auswaschen, die Nässe nur sanft herausschütteln, niemals direkt auf der Heizung trocknen oder mit dem heißen Föhn bearbeiten. Sollte sich ein weißlicher Film zeigen (meist Shampoo- oder Sprayreste): Haarwerkszeug gründlich und vorsichtig mit der Nagelbürste bearbeiten, gut spülen und nochmals waschen, ggf. Kämme ölen.

FAKTEN ZU ALLEN KÄMMEN

Die Zinken müssen an den Enden rund sein und dürfen keine Mittelnaht haben, sonst richten auch Kämme schreckliche Haarschäden an. Testen Sie die Kämme beim Kauf mit Ihren Fingern. Ganz vorsichtig mit Zeige- oder Mittelfinger zwischen die Zinken gehen: Fühlen sie sich scharf an, dann Hände weg!

Handgesägte Kämme aus Horn

Teuer, aber sinnvoll investiert – sie sind besonders benutzerfreundlich und schonen jede Haarqualität. Ich persönlich schwöre auf solche Kämme.

Mit dem richtigen Kamm gelingt jede Frisur – und er eignet sich auch als Accessoire.

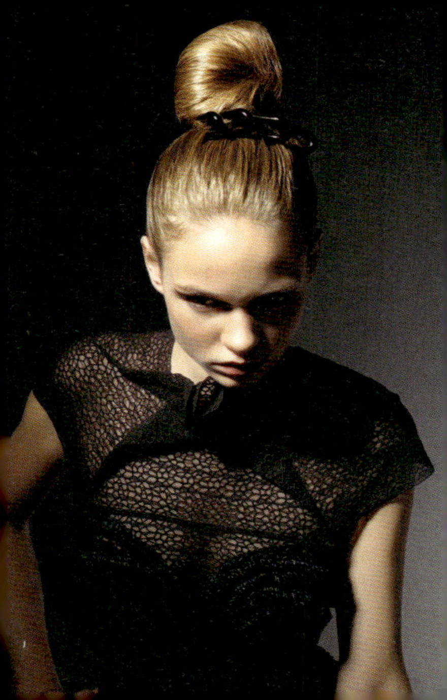

Metallkämme

Davon rate ich Ihnen wirklich ab. Sie haben häufig scharfe Kanten, die Haare leiden darunter oder brechen häufig einfach ab.

Stielkämme

Immer wieder *en vogue*, da man mit ihnen wunderbar einzelne Strähnen abteilen kann und sie sich zum Toupieren eignen. Vorsicht: Stielkämme haben meist sehr feine Zinken. Die verhaken sich besonders schnell in feuchten Haaren. Auch hier gilt: Je weiter die Zinken auseinander stehen, umso mehr werden die Haare geschont.

Sie haben feines oder empfindliches Haar, von Ihrem Friseur attestiert? Dann seien Sie bei der Wahl Ihrer Kämme sehr vorsichtig!

TIPP:

Ich persönlich verleihe mein Haarwerkszeug nie! – Auch nicht an meine besten Mitarbeiter. Da bin ich eigen. So haben Sie ein Argument, um Ihr persönliches, sorgsam ausgesuchtes Sortiment an Kämmen und Bürsten nicht an Ihre gesamte Familie ausleihen zu müssen. Lieber kriegen Sohn oder Tochter eine eigene Bürste oder einen eigenen Kamm, denn jeder Mensch hat sowieso andere Haare, auch die eigenen Kinder. Und wenn Ihnen Qualität zu teuer ist, dann lassen Sie sich doch einfach mal von Mutter, Oma, Weihnachtsmann oder Osterhasen einen handgesägten Kamm schenken.

»DON'TS«: WAS SIE NIEMALS TUN SOLLTEN

Nie zu unbekannten Hairstylisten, selbst wenn Ihr Friseur keinen Termin hat!
Es sei denn, es wurde Ihnen jemand empfohlen oder Sie haben das Werk eines Haarkünstlers bei einer anderen Person bewundert, deren Haare Ihren Haaren ähneln.

Nie alles über sich ergehen lassen!
Wenn Sie aus Erfahrung wissen, so wird das nichts, z.B. beim Föhnen: Rechtzeitig einschreiten, freundlich, aber bestimmt Anweisung geben – Rückgrat aktivieren.

Lena Gercke, erste Siegerin
von »Germanys Next Topmodel«

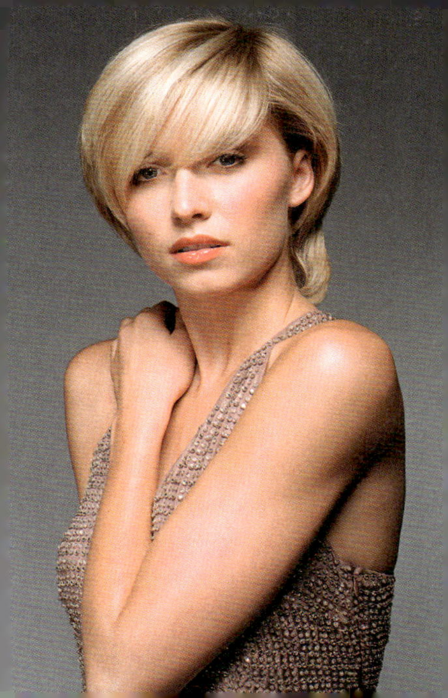

Sie zahlen gutes Geld für Ihren Termin und wollen nicht heulend nach Hause gehen. Lassen Sie den Schnitt ändern.

Nie den Lieblingsfriseur verlassen, wenn Sie mit Ihrer Frisur rundum glücklich sind!
Erstens ist so ein Friseur schwerer zu finden als der „Mann fürs Leben", zweitens: „Never change a winning team". Wenn Sie sich beide mögen, wird er automatisch Ihren Look modernisieren.

Nie bequem werden!
Wenn Sie wissen, der Friseur in Ihrem Stadtteil wird nie Ihr Schönheitsspezialist werden oder kann's einfach nicht – zumindest für Ihren Geschmack –, dann setzen Sie sich ins Auto. Für seinen besten Freund sollte man Zeit und Wege opfern.

Nie Kompromisse machen bei der Atmosphäre und der Hygiene!

Vertrauen Sie auf Ihr Gefühl, wenn Sie einen Salon sehr ansprechend finden. In einem liebevoll dekorierten Haus werden auch Sie meist besser behandelt. Und wenn die Sauberkeit Ihrer Meinung nach nicht so ist, wie sie sein sollte, dann nichts wie wieder raus.

Nie den Lehrling nehmen, wenn Sie den Chef oder die Chefin wollen!

Gerade für eine erste Beratung ist es wichtig, dass sich Ihr Coiffeur Zeit nimmt, um eine Vertrauensbasis aufzubauen und Sachen auszuprobieren, die Ihren persönlichen Geschmack treffen.

Nie selbst Hand ans Haar legen!

Aktionen wie Färben, Strähnchen oder Schneiden sollten Sie immer dem Fachmann überlassen. Im Idealfall bilden Sie mit Ihrem Friseur eine Einheit, so dass der Frustrationsfaktor gar nicht erst eintritt.

Das wünsche ich Ihnen von ganzem Herzen!

Mit Sophia Thomalla während eines Fotoshootings: Vertrauen und gegenseitige Zuneigung sind unersetzlich.

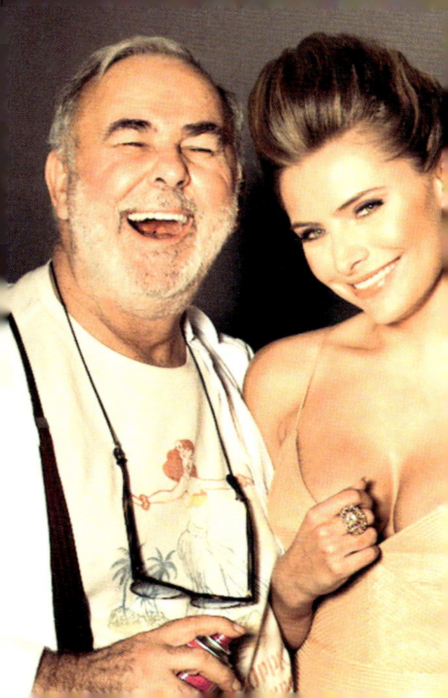

VITA

Star-Friseur Udo Walz – Selfmademan und *der* Haarkünstler Deutschlands – frisiert die internationale und nationale Prominenz. Ob Claudia Schiffer, Desiree Nick, Julia Roberts, Sarah Connor, Naomi Campbell, Sabine Christiansen, Sophia Thomalla oder Maria Callas: für alle schwang oder schwingt der Star-Figaro seine Schere oder Bürsten.

Längst ist der Promi-Coiffeur auf allen TV-Kanälen zuhause. Udo Walz ist überall ein gern gesehener Gast, Experte und Ratgeber. Oder spielte sich schon selbst in diversen TV-Rollen.

Bereits mit 14 Jahren schnupperte er als Praktikant in Stuttgart in seinen Traumberuf und machte im Anschluss daran gleich seine Lehre und Gesellenprüfung. Und dann ging's hinaus in die Welt: mit 17 nach Zürich und mit 18 nach St. Moritz, wo er sich bereits um die Stars kümmerte, zum Beispiel um Marlene Dietrich, Romy Schneider, Paola von Belgien – und viele, viele mehr. Seine Spezialität schon damals: Hochsteckfrisuren – der Gipfel von Eleganz und Können.

1963 zog es ihn nach Berlin. Wenige Jahre später schrieb der »Tagesspiegel«: »Der junge Friseur, der eigentlich nach New York wollte, aber in Berlin blieb, weil es ihm hier gefiel!«. Dort arbeitete er im Salon der charmanten Ina Sailer, von der er sehr viel lernte, und wo Ingrid van Bergen und viele andere Prominente ein- und ausgingen. Udo Walz wurde plötzlich auch gebucht für

nationale und internationale Mode- und Fotoproduktionen.
Seinen ersten eigenen Friseursalon hatte er in der Fasanenstraße. Nach dem Motto »Wer nichts wagt, der nichts gewinnt« nahm er einen Kredit auf – und los ging's mit acht Frisierplätzen. Im Rückblick scheint es wie ein gutes Omen, dass der Laden immer voll war und ihn die Zeitschrift »Brigitte« für Cover-Shootings einsetzte. 1974 eröffnete er einen Salon im Kempinski. Dort waren sogar Leonard Bernstein, Herbert von Karajan und Helmut Kohl seine Kunden.
Ab dieser Zeit war er ständig für Modeschauen um die Welt unterwegs ... und das ist bis heute so geblieben! Neun Friseursalons managt der Star-Figaro heute. Sechs Salons allein in Berlin, einen in Potsdam und zwei auf der Insel Mallorca.

Wie es sich für einen mittlerweile echten Berliner gehört, sind seine Stammgeschäfte im Kempinski-Plaza und seit 1986 auf dem Kurfürstendamm.
Seine Erfolgsgeschichte hat etwas von Magie – vielleicht auch, weil die Kunden – ob prominent oder nicht – spüren: Er arbeitet *für mich* und *für mein Haar*, er beginnt mit mir eine *»Hair Affair«*…

Ehrenamtlich fungiert Udo Walz als Schirmherr der Gesellschaft für Mukopolysaccharidosen (MPS), einer unheilbaren Stoffwechselerkrankung, sowie des Tierheims Verlorenwasser in Brandenburg. Er unterstützt zudem das Kindersterbehospiz Sonnenhof.
Udo Walz wohnt mit Lebenspartner Carsten sowie den Hunden Lola und Oskar in Berlin.

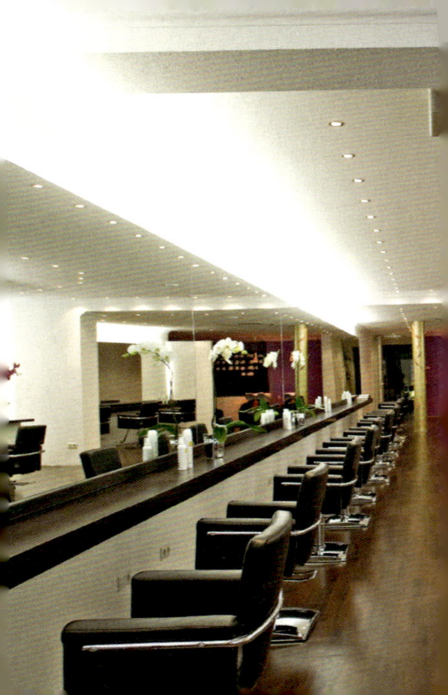

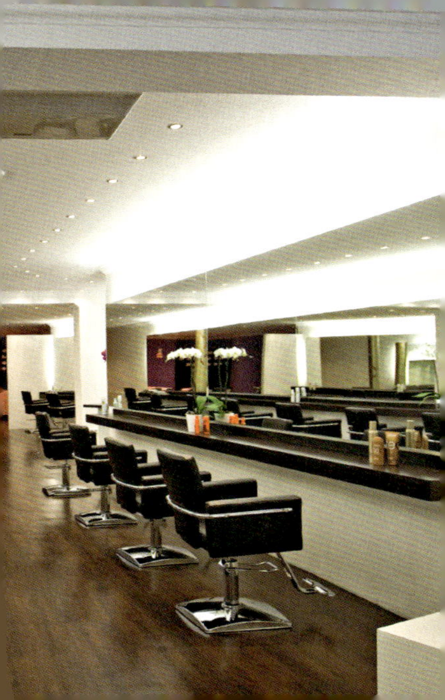

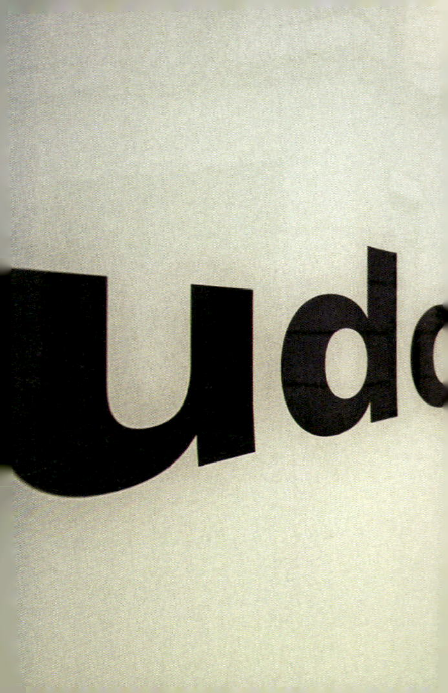
ud

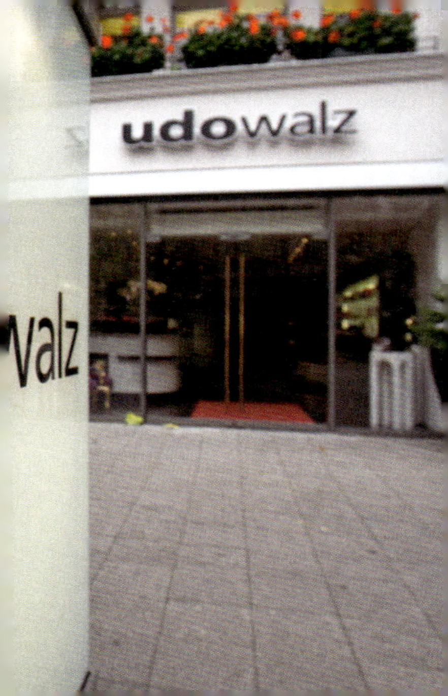
udowalz
walz

MEHR INFOS ZU UDO WALZ FINDEN SIE UNTER

www.udo-walz.com

oder

unter der Telefonnummer 030 88 27 457

(zentral für alle Berliner Salons)

S. 122-125: Der Salon von Udo Walz am Kurfürstendamm in Berlin

QUELLENVERZEICHNIS

Udo Walz: Haargenau:
Mein Leben für die Schönheit.
Udo Walz mit Gudrun Jetter.
Berlin 1997.

Udo Walz: Waschen, schneiden, leben.
Aufgezeichnet von Joachim Bessing.
München 2000.

Udo Walz: Mein Berlin.
Autor: Joachim Bessing. Berlin 2007.

ISBN 978-3-89798-433-2

Redaktion: Andrea Giese
Fotos: fotolia.com (S. 67, 103),
Andrea Giese (S. 29, 39), hairtalk von
arcos (S. 21, 82/83, 84/85, 89, 93),
Ali Kepenek (alle übrigen Fotos)
Einband, Typografie und Layout:
Catharina Ende, Leipzig
Druck: Salzland Druck, Staßfurt
Bindearbeiten:
Müller Buchbinderei GmbH Leipzig

Printed in Germany
www.buchverlag-fuer-die-frau.de